ENDOGUIA
LA UNIDAD DE
ENDOMETRIOSIS

Marta Hoz Palacios

ENDOGUIA

Esta guía está dedicada a **todas** las mujeres, luchadoras incansables, que un día decidieron tomar las riendas de su propia salud.

CONTENIDO

AGRADECIMIENTOS

Quiero aprovechar esta guía para dar las gracias a mi hijo que es quien me da la fuerza, cada día, para seguir luchando por tener una mejor calidad de vida y no cesar en mi lucha por la divulgación y visibilización de la Endometriosis.

También, dar gracias a dos mujeres que siempre están apoyando mis proyectos, post e ideas locas. Porque sois unos pilares fundamentales para que me atreviera a dar este paso GRACIAS siempre, LORENA y SUSANA.

Y a ti que estás leyendo, GRACIAS. Porque estás ayudando a la investigación de la Endometriosis a través de la adquisición de esta guía que espero, de corazón te ayude en tu camino.

1 ENDOMETRIOSIS

La Endometriosis es una enfermedad benigna, crónica, sin cura, hormonodependiente e incapacitante; que sufren algunas mujeres, en edad fértil, y cuyo origen, a día de hoy, es desconocido.

Se estima que, en España, sufrimos la enfermedad en torno a 2.500.000 de mujeres aunque podríamos ser más pues no todas las enfermas han recibido un diagnóstico y este puede llegar a tardar de 5 a 9 años.

El punto fuerte de la enfermedad es invadir órganos. A pesar de considerarse un proceso patológico de ginecológica, la Endometriosis, se produce cuando un tejido parecido al del endometrio (el revestimiento del útero) se presenta fuera de la cavidad uterina reaccionando inflamatoriamente, originando fibrosis y adherencias, en los lugares donde se implanta y/o infiltra, y se disemina de forma similar al tejido tumoral en la pelvis (ovarios, ligamentos útero-sacros, saco de Douglas, tabique recto-vaginal), cérvix, vagina, vulva y/o pared abdominal e, incluso, en el tracto digestivo, urinario, pulmones, páncreas, hígado, etc. En ocasiones, puede llegar a implantarse en el miometrio y lo llamaremos Adenomiosis.

Pese a su importancia y repercusión en la salud de la mujer poco se habla de la Endo, como le llamamos cariñosamente las afectadas. Por eso es muy importante estar bien informada.

Has de saber que si presentas:

- Un fuerte dolor menstrual (que no cede con antiinflamatorios) no es normal.
- Una menstruación muy abundante (por ejemplo utilizar compresas de noche y cambiarlas a las pocas horas) no es normal.
- Un ciclo menstrual con manchados entre reglas no es normal.
- Sentir dolor en las relaciones sexuales no es normal.
- Sentir dolor en las evacuaciones intestinales no es normal.

Tener más de uno de estos síntomas, no normales, puede ser un indicio de Endometriosis o de otros trastornos del ciclo menstrual.

Endometriosis

Signos y síntomas de sospecha

- dismenorrea severa o invalidante y/o
- dispareunia a la penetración profunda y/o
- dolor pélvico crónico y/o
- disquecia, disuria (sobre todo catameniales) y/o
- rectorragia o hematuria catameniales y/o
- esterilidad

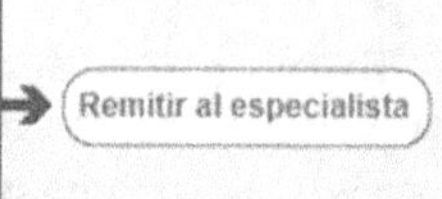

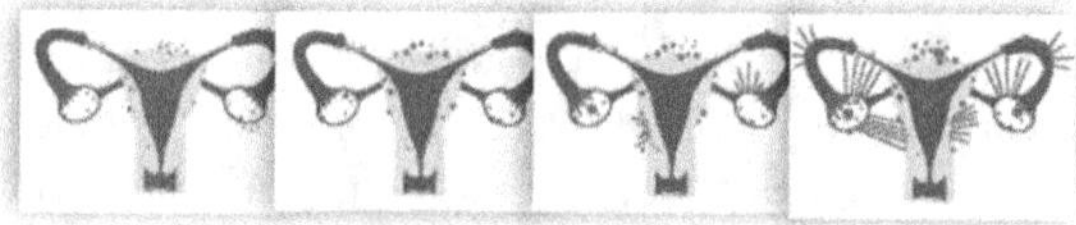

parte del díptico Endometriosis abordaje y seguimiento SNS

Como te adelantaba, ésta enfermedad crónica, que a día de hoy no tiene cura, tampoco tiene un protocolo único, para combatirla, dentro de nuestro territorio.

Las mujeres afectadas somos tratadas con hormonas, de forma combinada (Dienogest/Etinilestradiol), sin combinar (Desogestrel o Dienogest), e incluso hay a quienes se les implanta el DIU Mirena que libera, intrauterinamente, la hormona Levonorgestrel.

En muchos otros casos, nos tratan con la hormona Triptorelina que hace disminuir los niveles naturales de Testosterona, Estrógenos y Progesterona. Con los efectos adversos que ello puede llegar a provocar.

En los casos más avanzados de la enfermedad, en Endometriosis Severas o Profundas, muchos profesionales de la salud, proponen la intervención quirúrgica para eliminar focos de tejido endometrial y/o adherencias. En estas circunstancia la paciente ha de tener muy claro que una operación no es sinónimo de cura y que, en algunas ocasiones, tampoco de mejoría. Sin embargo es el paso más aconsejable ya que una "buena limpieza", junto a un tratamiento hormonal adecuado, para esa mujer específica, suele frenar la enfermedad y mejor la calidad de vida de la paciente que es lo que siempre se persigue.

No temas, si tienes Endometriosis, no todo está perdido, desde las Asociaciones de Afectadas se está trabajando duro para que las necesidades de las enfermas sean escuchadas y atendidas por el personal médico dentro del Servicio Nacional de Salud (SNS). Además existe un movimiento de mujeres por visibilizar la Endometriosis, a nivel global, que tampoco ha caído en saco roto.

Así, en el mes de Junio de 2017, el Dr. Francisco Carmona (eminencia médica de reconocimiento internacional), publicó, en su página web, los **5 puntos del Plan Nacional de la Endometriosis,** que él mismo presentó en la **Comisión de**

Sanidad y Servicios Sociales de la XII Legislatura. Y, dando un paso más, en septiembre de ese mismo año, publicó, en la misma web, el nuevo modelo de Atención a la Endometriosis en Cataluña.

Desde **Castilla y León** se está formando a su personal sanitario en Endometriosis, como así <u>publicó la Consejería de Sanidad</u>en Septiembre de 2018, con lo que esperan llegar a tener un diagnóstico precoz de la enfermedad.

Mientras, en Murcia, <u>os **Investigadores UMU e IMIB** desarrollan un nuevo método de obtención de células humanas de referencia para el estudio de patologías</u>. Se trata de un avance tanto en el conocimiento de los macrófagos peritoneales, células del sistema inmunitario, como en el futuro tratamiento y diagnóstico de enfermedades como la endometriosis.

Así que, como ves, ese tejido similar al tejido endometrial que va a parar a la cavidad pélvica adhiriéndose a ovarios, útero, vejiga, intestino, etc, del que tan poco se conoce y para el que apenas se invierten fondos para su estudio, va pidiendo a gritos su sitio a una sociedad que ignora y menosprecia, muchas veces, esta enfermedad que afecta a la mujer.

Pero **¿qué podemos hacer las pacientes mientras la ciencia avanza?** Ponernos en manos de médicos cualificados y expertos que, por desgracia, no encontraremos en todos los Hospitales del Territorio Español.

¿Sabes si en tu CCAA hay especialistas en Endometriosis en la Sanidad Pública? ¿Sabes las opciones que tienes para ir a un Hospital de Referencia en Endometriosis? ¿Sabes qué pasos seguir?

2 ¿QUÉ ES UNA UNIDAD MULTIDISCIPLINAR?

Como bien define el Hospital General Universitario Gregorio Marañón, de Madrid, las Unidades Multidisciplinares son **"aquellas Unidades que tratan patologías que requieren de la asistencia de profesionales de diferentes especialidades médicas"**.

Teniendo claro que, por lo tanto, en este tipo de Unidades existe un abordaje plural para tratar la **Endometriosis**, en este caso, la siguiente pregunta es clara ¿Qué pacientes tiene acceso a ellas? y por consiguiente ¿dónde podemos encontrarlas?

Las pacientes de Endometriosis serán tratadas en las Unidades Multidisciplinares, según recoge la <u>Guía de atención a las mujeres con Endometriosis dentro del SNS</u> emitida por el Ministerio de Sanidad en el año 2013, en los casos que

"La endometriosis grave o profunda de alto grado de complejidad que afecte al tabique recto-vaginal, intestino, vejiga y otras localizaciones peritoneales o extraperiotoneales serán tratadas por un equipo multidisciplinar: Ginecología con experiencia en cirugía ginecológica avanzada, Cirugía general con experiencia en cirugía colo-rectal, Urología, Diagnóstico por imagen radiológica, Experto en tratamiento de dolor pélvico, Psiquiatra o psicología clínica, Reproducción asistida"

Unidades Multidisciplinares dentro del SNS en Endometriosis

El **Hospital Regional Universitario de Málaga**, en abril de 2018, se (Médica, 2017) lee en prensa, que la Junta de Andalucía, lo designa Hospital de Referencia en Endometriosis en la zona Oriental de Andalucía, como informaron a los medios de comunicación el Jefe de la UGC de Ginecología y Obstetricia, Dr. Jesús Jiménez, y la responsable de esta unidad, Dra. Emilia Villegas.

Convirtiéndose, además, en Unidad Multidisciplinar de Endometriosis al contar con cirujanos, urólogos, radiólogos y anestesiólogos de la Unidad del Dolor, además de los equipos de enfermería.

Pero dentro de la cartera de servicios o entre las Unidades de Gestión Clínica, del propio hospital, si visitamos su página web, no aparece la referenciada unidad.

El **Hospital Universitario Virgen del Rocío, Sevilla (Andalucía)**, cuenta con Unidad de Endometriosis, siendo la Directora de la misma la Dra. María Ángeles Martínez Maestre, en donde se consulta a aquellas pacientes con endometriosis grave que necesitan de un abordaje multidisciplinar en el que participan cirujanos generales y coloproctólogos, urólogos, anestesistas de la Clínica del Dolor, psicólogos y ginecólogos.

La relación se establece mediante Hojas de Consulta. En los casos en que sea necesaria una intervención quirúrgica conjunta, se organizan quirófanos concertados en el hospital de la Mujer, donde asisten los especialistas implicados.

El **Hospital Universitario 12 de Octubre, Madrid,** cuenta con Unidad de Ginecología General, en ella se encargan del diagnóstico, seguimiento y tratamiento de las patologías benignas ginecológicas.

Además cuenta con tres Unidades Multidisciplinares: Dolor Pélvico Crónico, Ginecología en la Adolescencia y Endometriosis *(con el equipo del Dr. José Luis Muñoz).*

Dichas Unidades están al servicio de las pacientes que lo requieren por la complejidad de su patología como lo pueden ser las mujeres con sospecha de Endometriosis Severa.

El **Hospital Universitario La Paz, Madrid,** también cuenta con Unidad Multidisciplinar en Endometriosis *(equipo de la Dra. Alicia Hernández),* en donde si la paciente lo necesita, por su patología, le podrán derivar a Fertilidad, Cirugía, Psicología, Psiquiatría, Digestivo, Urología, Dolor Crónico y otras especialidades que trabajan conjuntamente con la Unidad de Endometriosis con el objetivo de paliar los efectos de la enfermedad.

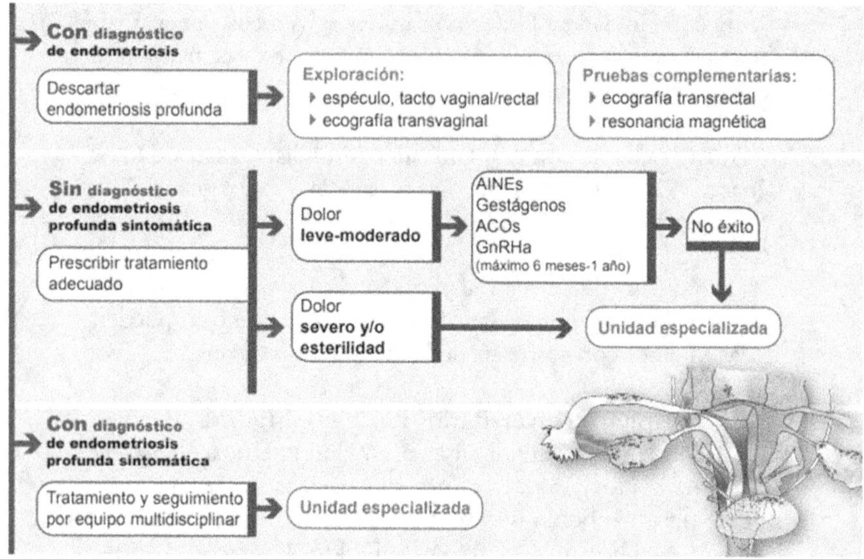

parte del díptico Endometriosis abordaje y seguimiento SNS.

3 ¿QUÉ ES UN HOSPITAL DE REFERENCIA?

Para responder a esta pregunta basta con dirigirnos al **REAL DECRETO 1302/2006, de 10 de noviembre**, por el que se establecen las bases del procedimiento para la designación y acreditación de los centros, servicios y unidades de referencia del Sistema Nacional de Salud (BOE, 2006).

En su Artículo 2, *Centros, servicios y unidades de referencia*. A los efectos de esta norma:

1. Se entiende por:

a) **Centro de referencia**: centro sanitario que dedica fundamentalmente su actividad a la atención de determinadas patologías o grupos de patologías que cumplan una o varias de las características contempladas en el apartado 2 de este artículo.

b) **Servicio o unidad de referencia**: servicio o unidad de un centro o servicio sanitario que se dedica a la realización de una técnica, tecnología o procedimiento o a la atención de determinadas patologías o grupos de patologías que cumplan una o varias de las características contempladas en el apartado 2 de este artículo, aunque además ese servicio o unidad atienda otras patologías para las que no sería considerado de referencia.

2 Las patologías o grupos de patologías cuya prevención, diagnóstico o tratamiento se realice mediante técnicas, tecnologías o procedimientos incluidos en la cartera de servicios comunes del Sistema Nacional de Salud, en centros, servicios o unidades de referencia del Sistema Nacional de Salud deberán reunir una o varias de las siguientes características:

a) Enfermedades que requieren para su adecuada atención técnicas, tecnologías y procedimientos preventivos, diagnósticos y terapéuticos, de elevado nivel de especialización, para los que es esencial la experiencia en su utilización, que sólo es posible alcanzar y mantener a través de ciertos volúmenes de actividad.

b) Enfermedades que requieren alta tecnología para su prevención, diagnóstico o tratamiento y para las que, atendiendo a su relación coste-efectividad y a los recursos disponibles, se precise la concentración de un número mínimo de casos.

Al amparo de éste Real Decreto la pregunta es clara ¿qué hospitales son considerados de referencia en Endometriosis?

Dentro del marco nacional encontramos varios hospitales que ostentan esa categoría, si me permites que lo designe así, de **Hospital de Referencia en Endometriosis**.

El **Hospital Reina Sofía, Córdoba (Andalucía)**, cuenta con el equipo, de ginecólogos obstetras, del Dr. Guisado López y la Dra. Velasco que realizan cirugías de <u>Endometriosis pélvica</u>: enucleación quistes ováricos, anexectomía, adhesiolisis, cirugía del tabique rectovaginal, esclerosis endometrioma *(en proyecto)*

El **Hospital Clínico Universitario Virgen de la Arrixaca, Murcia**, con la doctora Dra. Pilar Marín al frente de la Unidad de Endometriosis.

El **Hospital General Universitario de Valencia**, cuenta con Unidad de Endometriosis, en el área de Endoscopia y Oncología Ginecológica, con el Dr. Juan Gilabert Estellés como jefe de servicio. En esta unidad se realizan procedimientos endoscópicos ginecológicos, en especial en patologías de elevada complejidad como la endometriosis o el cáncer ginecológico.

La cartera de servicios incluye la atención integral a la paciente con endometriosis y algias pélvicas en los ámbitos del diagnóstico, tratamiento integral y seguimiento clínico. Ecografía 3D de alta resolución para endometriosis infiltrante profunda.

El **Hospital Clinic, Barcelona (Cataluña)**, es un centro de referencia en el diagnóstico y tratamiento de la endometriosis, contando con el Dr. Francisco Carmona como jefe del servicio. Aquí se tratan casos clínicos complejos con posible afectación de vías urinarias o tracto intestinal, con dolor resistente a diferentes tratamientos, con requerimiento de cirugías complejas o con problemas de esterilidad asociada.

Este hospital está especializado en la realización de cirugías avanzadas mínimamente invasivas de endometriosis profunda y es pionero en realizar ecografías ginecológicas de alta resolución para la estadificación de la endometriosis.

El **Hospital Universitario de Cruces, Bilbao (País Vasco)**, cuenta con Unidad de Endometriosis, en el área de Endoscopia del Servicio de Ginecología y Obstetricia, con el Dr. Santiago Díez Lázaro como jefe de servicio.

En esta Unidad se realizan pruebas diagnósticas de imagen, de alta resolución, se tratan endometriosis complejas realizando cirugías poco invasivas contando con la colaboración de un cirugía digestiva en los casos de endometriosis infiltrada en el aparato digestivo, que así lo precisen.

Abordándose, también, el resto de patologías asociadas a las endometriosis más severas desde las Unidades del Dolor, Fisioterapia, Urología, Reproducción Humana, Psicología clínica, etc para aquellas pacientes que su estado así lo precise.

Hay que ser conscientes que, en la actualidad, nuestro SNS está avanzando, y creciendo, cada día y que, por lo tanto, que un Hospital no aparezca en esta relación no implica que no cuente con servicio de ginecología formado en endometriosis.

Por otra parte, ya que hablamos de hospitales de referencia, cabe hacer mención a algunas de las clínicas y/o hospitales, de **carácter privado**, que cuentan con equipos especializados en endometriosis como:

El **Hospital Dexeus Mujer, Cataluña,** este hospital trabaja con distintas mutuas, en Barcelona, Sabadell, Manresa y Reu, y cuenta con una Unidad en Endometriosis *(equipo Dr. Pere Barri)* cuyas bases del procedimiento para la designación y acreditación de los centros, servicios y unidades de referencia del Sistema Nacional de Salud.

Gimened, con centros en distintas ciudades, es un grupo sanitario especializado en Ginecología, Obstetricia y Reproducción Asistida, que además cuenta con la Dra. Elena Traverso especialista en Endometriosis.

Este grupo sanitario tiene un acuerdo con la Asociación Estatal de Endometriosis (ADAEC) por el cual la Fundación Gimened pone a disposición de sus asociadas un asesoramiento directo a través de consultas gratuitas *(vía e-mail, teléfono o Skype)* con la Doctora experta en endometriosis.

Las ciudades en dónde se encuentra ubicada Gimened son Sevilla, Cádiz, Huelva, Madrid Aravaca, Madrid Centro, Valencia, Lisboa, Murcia y Bilbao.

Clínica **Women's**, Cataluña y Madrid, es una clínica ginecológica dirigida por el Dr. Francisco Carmona y el Dr. Damián Dexeus. Colabora con distintas mutuas, en su página web hay una relación de ellas, y cuenta con unidad de endometriosis capitaneada por el Dr. Carmona.
Clínica **C. Álvarez**, Madrid *(Paseo de la Habana 72)*, es una clínica ginecológica dirigida por la Dra. Estela Lorenzo Hernando, quien además es integrante de la Unidad de Endometriosis y el Grupo de Trabajo de Dolor Pélvico Crónico del Hospital 12 de Octubre (Madrid). Su página web es https://www.estela-lorenzo-hernando.com/

Clínica **Miriamgine**, Madrid, Marbella, Badajoz, Sevilla, es una clínica dirigida por la Dra. Miriam Al- Adib, ginecóloga y obstetra licenciada en cirugía. Su página web es https://clinicasmiriamgine.com/

4 CRITERIOS PARA LA DESIGNACIÓN DE CENTROS, SERVICIOS O UNIDADES DE REFERENCIA

Para que un Hospital cuente o no con una Unidad debe cumplir los criterios que recoge el REAL DECRETO 1302/2006, de 10 de noviembre, por el que se establecen las bases del procedimiento para la designación y acreditación de los centros, servicios y unidades de referencia del Sistema Nacional de Salud.

Artículo 3 <u>Criterios para la designación de centros, servicios o unidades de referencia</u>

    a) Demostrar conocimiento y experiencia suficientes en el manejo de la patología, técnica, tecnología o procedimiento de que se trate.

    b) Haber tenido o prever un volumen de actividad suficiente en la técnica, tecnología o procedimiento para cuya realización se solicita la designación como centro, servicio o unidad de referencia que garantice un nivel adecuado de calidad y seguridad a los pacientes.

c) Contar con el equipamiento y el personal necesario para desarrollar la actividad de que se trate.

d) Tener disponibles los recursos que precise la adecuada atención del paciente, además de los del propio servicio o unidad de referencia.

e) Obtener indicadores de resultados adecuados previos a su designación.

f) Disponer de un sistema de información que permita el conocimiento de la actividad y la evaluación de la calidad de los servicios prestados.

g) Disponer de capacidad de formación a otros profesionales en la actividad designada como de referencia.

Artículo 4. <u>Comité de designación de centros, servicios y unidades de referencia</u>.

1. Se crea el Comité de designación de centros, servicios y unidades de referencia, dependiente del Consejo Interterritorial del Sistema Nacional de Salud, al cual elevará sus propuestas, y que tendrá las siguientes funciones:

a) Estudiar las necesidades y proponer las patologías o las técnicas, tecnologías y procedimientos diagnósticos o terapéuticos para los que es necesario designar centros, servicios o unidades de referencia, su adecuado número y su ubicación estratégica, teniendo en cuenta los criterios recogidos en este real decreto.

b) Proponer el procedimiento para la designación de los centros, servicios y unidades de referencia del Sistema Nacional de Salud.

c) Proponer los criterios para la designación y la acreditación de los centros, servicios y unidades de referencia del Sistema Nacional de Salud, teniendo en cuenta lo establecido en este real decreto.

d) Informar sobre el procedimiento para la acreditación de los centros, servicios y unidades de referencia.

e) Evaluar las solicitudes de designación recibidas y hacer propuestas de designación de centros, servicios y unidades de referencia al Consejo Interterritorial del Sistema Nacional de Salud.

f) Estudiar y proponer la renovación o, en su caso, la revocación de la designación de los centros, servicios y unidades de referencia.

g) Proponer el procedimiento de derivación de los usuarios a los centros, servicios y unidades de referencia.

h) Elaborar el reglamento de régimen interno del Comité.

i) Otros aspectos que se le encomienden en relación a los centros, servicios y unidades de referencia.

2. El Comité de Designación de centros, servicios y unidades de referencia estará presidido por el titular de la Dirección General de Cohesión del Sistema Nacional de Salud y Alta Inspección. Se integrarán en él, como vocales, un representante de cada una de las comunidades autónomas, del Instituto Nacional de Gestión Sanitaria, de la Subdirección General de Análisis Económico y Fondo de Cohesión, del Instituto de Salud Carlos III, de la Agencia de Calidad del Sistema Nacional de Salud y de la Organización Nacional de Trasplantes.

Para garantizar el desarrollo de las tareas encomendadas a este Comité, se establece una Secretaría que será ejercida por el titular de la Subdirección General de Cartera de Servicios y Nuevas Tecnologías. El Comité de designación de centros, servicios y unidades de referencia podrá incorporar a sus deliberaciones, con voz pero sin voto, a los expertos en cada una de las materias que se consideren oportunos, en concepto de asesores, o promover la creación de grupos de trabajo en los supuestos o circunstancias que considere necesario.

Artículo 5. <u>Procedimiento para la designación de los centros, servicios y unidades de referencia.</u>

1. Las propuestas para iniciar el procedimiento para la designación de los centros, servicios y unidades de referencia se realizarán por el Ministerio de Sanidad y Consumo o por las comunidades autónomas a través del Comité de designación de centros, servicios y unidades de referencia.

2. El procedimiento de designación de los centros, servicios y unidades de referencia se articulará a través del Comité de designación de centros, servicios y unidades de referencia regulado en el artículo 4.

3. En todo caso, los centros, servicios y unidades de referencia incluidos en las propuestas deben:

a) Contar con la correspondiente autorización sanitaria conforme a lo regulado en el Real Decreto 1277/2003, de 10 de octubre, por el que se establecen las bases generales sobre autorización de centros, servicios y establecimientos sanitarios, y en la normativa autonómica que regule esta materia.

b) Disponer del informe favorable de la autoridad competente de la comunidad autónoma donde estén ubicados.

4. El Ministerio de Sanidad y Consumo, a través de la Agencia de Calidad del Sistema Nacional de Salud, acreditará los centros, servicios y unidades que sean propuestos por el Comité de designación de centros, servicios y unidades de referencia, sin perjuicio de las competencias de las comunidades autónomas en esta materia.

5. La designación de centros, servicios y unidades de referencia se llevará a cabo mediante resolución del Ministerio de Sanidad y Consumo, previo acuerdo del Consejo Interterritorial del Sistema Nacional de Salud, para un período máximo de cinco años. Antes de la finalización del período de validez de la resolución será preciso renovar la designación siempre que, previa reevaluación por la Agencia de Calidad del Sistema Nacional de Salud, se sigan cumpliendo los criterios que motivaron la designación.

6. El Ministerio de Sanidad y Consumo hará pública y

mantendrá actualizada la relación de centros, servicios y unidades de referencia del Sistema Nacional de Salud.

Artículo 6. <u>Revisión de la designación de los centros, servicios y unidades de referencia y de las técnicas, tecnologías y procedimientos que realizan</u>.

1. Si el centro, servicio o unidad deja de cumplir alguno de los criterios en función de los cuales se le designó como de referencia, el Ministerio de Sanidad y Consumo, previo acuerdo del Consejo Interterritorial del Sistema Nacional de Salud, revocará su designación.

2. El Ministerio de Sanidad y Consumo, previo acuerdo del Consejo Interterritorial del Sistema Nacional de Salud, revisará, como mínimo cada cinco años, las técnicas, tecnologías y procedimientos para las que se han designado centros, servicios o unidades de referencia, con el fin de determinar si procede que sigan siendo de referencia o si es conveniente generalizar su aplicación en el Sistema Nacional de Salud.

Artículo 7. <u>Acreditación de los centros, servicios o unidades de referencia</u>.

El Ministerio de Sanidad y Consumo, a través de la Agencia de Calidad del Sistema Nacional de Salud, elaborará el manual y el procedimiento de auditoría para la acreditación de los centros, servicios y unidades de referencia del Sistema Nacional de Salud con los criterios que se establezcan a propuesta del Comité de designación de centros, servicios y unidades de referencia del Sistema Nacional de Salud.

Artículo 8. <u>Obligaciones de los centros, servicios o unidades de referencia</u>.

La designación de un centro, servicio o unidad como de referencia implica las siguientes obligaciones:

1. Establecer y mantener el sistema de información previsto en el artículo 3.1.f).

2. Facilitar la información que le sea requerida en cualquier momento para comprobar que cumple los criterios para su designación.

3. Notificar cualquier modificación de los criterios en función de los cuales se le designó como de referencia.

4. Comunicar los incidentes que afecten a la atención de las patologías o a las técnicas, tecnologías y procedimientos diagnósticos o terapéuticos para los que ha sido designado como de referencia.

5. Someterse a la renovación de la designación prevista en el artículo 5.5.

Artículo 9. <u>Financiación</u>.

El Fondo de cohesión sanitaria, establecido en el artículo 4.B).c) de la Ley 21/2001, de 27 de diciembre, financiará la asistencia sanitaria derivada, entre comunidades autónomas, a un centro, servicio o unidad de referencia del Sistema Nacional de Salud.

Dicha financiación se aplicará únicamente para las patologías o las técnicas, tecnologías y procedimientos diagnósticos o terapéuticos para los que dicho centro, servicio o unidad ha sido designado de referencia y en las condiciones y cuantías que se recogen en el correspondiente anexo del real decreto que regula el Fondo de cohesión sanitaria.

En el caso de las comunidades autónomas de Canarias y de las Illes Balears, la compensación incluirá también la atención a los procesos de los pacientes desplazados desde otras islas de su territorio diferentes a aquella en la que se ubique el centro, servicio o unidad de referencia designada.

5 ¿CÓMO PUEDO ACCEDER A ESTAS UNIDADES Y/O HOSPITALES?

Aquellas mujeres que presentan síntomas de Endometriosis a los que su ginecólogo no da importancia o, aquellas otras mujeres que, aun teniendo un diagnóstico, y quienes siguiendo un tratamiento, su sintomatología no mejora llegando incluso a empeorar, necesitan ser atendidas por un ginecólogo experto en la enfermedad.

Para ello, dependerá de la CCAA en la que se encuentre empadronada la paciente ya que no todas las CCAA tienen acceso de igual manera a la libre elección de especialista.

Libre elección de especialistas: Andalucía, Aragón, Castilla-La Mancha, Comunidad de Madrid, La Rioja y País Vasco.

Segunda opinión médica: Principado de Asturias, Islas Baleares, Cantabria, Cataluña, Castilla y León, Ceuta y Melilla, Extremadura, Murcia y Navarra.

Por otro lado, tanto **Galicia** (Asociación Querendo - http://querendo.eu/) como la **Comunidad Valencia**

(Asociación AAEV - aendovalencia@gmail.com; "El Grito del Silencio"- elgritodelsilencio21@gmail.com) se encontrarían a caballo entre ambos procesos.

<u>¿Cómo hacer uso de tu Derecho a la libre elección de especialista?</u>

En este punto quienes mejor te podrán asesorar son las Asociaciones de Afectadas de Endometriosis de cada CCAA.

Andalucía – **Adaec:** http://adaec.es/
EndoHuelva: aendohuelva@gmail.com
EndoLucia: endometriosisandaluciaasoc@gmail.com

Aragón – **Adaez:** https://adaez.org/

Castilla-La Mancha – **EndoReal:**
https://endoreal.wordpress.com/
SEEME: https://seeme2023.com/ *es una asociación de ginecólogos.*

Madrid – **EndoMadrid:** https://www.endomadrid.org/
MoviendoSpain: https://www.moviendospain.org/

País Vasco – **EndoEuskadi:**
https://sites.google.com/view/endoeuskadi/

No obstante, a rasgos generales, para poder ejercer tu Derecho de libre elección de especialista estos son los pasos generales a seguir:

- Acudir a **Atención al Paciente** de tu hospital (donde te atienden en la actualidad).

- Solicitar la **"Libre Elección de Especialista"** (ginecólogo, en este caso) y decir donde quieres acudir (indicar nombre del hospital y del médico).

- Una vez solicitada, se pondrán en contacto contigo para citarle en el nuevo hospital elegido.

Puede ocurrir que la primera cita se produzca en alguno de los centros sanitarios que pertenecen a ese nuevo Hospital.

¿Cómo hacer uso de tu Derecho a la segunda opinión médica?

En este punto quienes mejor te podrán asesorar son las Asociaciones de Afectadas de Endometriosis de cada CCAA.

Cataluña – **EndoCat:**
https://www.endometriosiscatalunya.com/

Castilla y León – **AMEF**: amefburgos@gmail.com

Extremadura – **AEXAE**: info.aexae@gmail.com

Murcia - **ENDOMAS (ENDO+)**: endomasrm@gmail.com

Navarra – **Adaena**: https://adaena.es/

No obstante, a rasgos generales, para poder ejercer tu Derecho de segunda opinión médica estos son los pasos generales a seguir, siempre que tu ginecólogo habitual no te derive, directamente, a la Unidad de referencia más próxima a tu CCAA:

- Rellena, el modelo oficial, de **"Solicitud de Asistencia Segunda Opinión"** (están publicados en las web de las consejerías de sanidad y servicios sociales de cada CCAA)

- Adjuntar DNI, Historia Clínica y aquellas partes de la

Guía de atención a las mujeres con Endometriosis en el SNS que sean relevantes, según el caso.

- Redactar un escrito, cronológico, que describa los motivos, de forma objetiva, por los que se nos debe conceder el derecho a optar a una segunda opinión médica en una Unidad de Endometriosis.

- Adjuntar todos los informes clínicos, tanto de la sanidad pública, como privada, en los que se apoyen nuestras alegaciones.

- Entregar la solicitud, con **copia para que se nos devuelva sellada**, en la Gerencia del Hospital o en cualquier registro, con carácter oficial, puesto que nos estamos dirigiendo, directamente, a la **Consejería de Sanidad y Servicios Sociales** de nuestra CCAA.

<u>Nota</u>: *la mayoría de* **Asociaciones** *citadas tienen presencia en RRSS.*

6 MI EXPERIENCIA EN LA SOLICITUD DE UNA SEGUNDA OPCIÓN MÉDICA EN OTRA CCAA DENTRO DEL SNS

En el año 2014 obtuve diagnóstico de Endometriosis en una consulta de Reproducción Humana, con una ecografía transvaginal normal aunque en aquel momento no tendría conocimiento de la magnitud de la enfermedad. Ese mismo año logré que mi médico de cabecera (MAP) me derivase a la Unidad de Ginecología de mi Hospital.

En Cantabria, en aquel momento, no había una Unidad experta en Endometriosis aunque sí se practicaban laparoscopías a pacientes con esta afección.

Tras una cirugía en la Residencia de Cantabria en noviembre de 2014 obtuve un diagnóstico de Endometriosis grado IV, para la que me pusieron un tratamiento combinado de hormonas que tendría que abandonar de urgencia por migrañas con aura.

La sintomatología empeoraba y la Endometriosis, pese a la cirugía e intentos fallidos con tratamientos hormonales crecía como así atestiguaban las imágenes ecográficas que me solicitaron desde digestivo.

Ante este panorama de empeoramiento, dolor continuo, problemas digestivos y ya ni recuerdo lo largo de este etcétera me puse en contacto con la Asociación EsEndo *(hoy desaparecida)*, quienes me asesoraron sobre los pasos a seguir para poder ejercer mi derecho a una segunda opinión médica en otra CCAA.

Por proximidad y por contar con un Hospital de Referencia, en mi escrito, solicité mi derecho a una segunda opinión médica en el Hospital Universitario de Cruces, Barakaldo (País Vasco) en donde en enero de 2016 pasaría consulta como paciente de la Unidad de Endometriosis de Cruces.

Pero **¿Qué es lo que hice?**

Redacté un escrito dirigido a la **Consejería de Sanidad y Servicios Sociales de Cantabria** y lo presenté en la Gerencia del Hospital Universitario Marqués de Valdecilla de Santander (Cantabria) en octubre del año 2015.

Dicho escrito te lo dejo a continuación para que te pueda servir de orientación pues, recuerda que **cada caso y cada persona son únicos y diferentes.**

(Marco en gris aquello que es un dato a cambiar, además de ir dejando algunos comentarios sobre el modelo. Recuerda las páginas han de ir numeradas).

GOBIERNO DE CANTABRIA
CONSEJERIA DE SANIDAD Y SERVICIOS
SOCIALES
Servicio Cántabro de Salud

NOMBRE Y APELLIDOS, con D.N.I. NÚMERO Y LETRA, vecina de MUNICIPIO, con domicilio, a efecto de notificaciones, en la calle nombre de la calle y número, piso indicar piso y mano o letra y con código postal número.

DICE

Que siendo paciente desde indicar mes y año del servicio de Ginecología y Obstetricia del Hospital indicar el nombre que corresponda, cuyo número de histórica clínica es número, en donde ha sido atendida por su patología **Endometriosis Profunda Grado IV**, solicito una segunda opinión médica y por ello hago constar que:

- Como paciente afectada con una **ENFERMEDAD CRÓNICA**, tal como se define en la <u>Guía de la Atención a las Mujeres con Endometriosis en el SNS</u>, publicada por el **Ministerio de Sanidad, Servicios Sociales e Igualdad**, (página 13), **TIENE DERECHO A UNA SEGUNDA OPINIÓN.**

- Como paciente diagnosticada de ENDOMETRIOSIS PROFUNDA GRADO IV, operada el fecha (**documento I**)este documento es el informe de la cirugía , se encuentra dentro del grupo que "**VAN A REQUERIR LA PARTICIPACION DE EQUIPOS MULTIDISCIPLINARES, YA QUE ADEMÁS DE SINTOMAS MAS SEVEROS PRESENTAN UN ALTO RIESGO DE TENER AFECTADO EL TRACTO DIGESTIVO Y/O URINARIO QUE REQUIERAN UN MANEJO, INCLUIDO EL QUIRURGICO, COMPLETO Y MULTIDISCIPLINAR**" (<u>Guía de la Atención a las Mujeres con Endometriosis en el SNS, página 18</u>).

- Como paciente con AFECCIÓN EN SU TRANSITO DIGESTIVO

  Esta parte es individual, en mi caso, aportaba una ecografía abdómino-pélvica solicitada por el Servicio de Digestivo, indicando el nombre del doctor que me llevaba, e indicaba que en ella se veían endometriomas que habían crecido 2 cm tras la intervención quirúrgica.

- Como paciente diagnosticada con MIGRAÑA CON AURA VISUAL

  Esta parte es individual, en mi caso, aportaba el nombre del neurólogo, y la recomendación de este, escrita en el informe, que también lo adjuntaba, de evitar los estrógenos.

  Y justificaba, de esta manera, que el tratamiento con Sibilla que me había prescrito el Ginecólogo, indicaba el nombre de este, fue interrumpido quedándome sin tratamiento. Y aportaba el informe del servicio de urgencias del hospital al que había acudido por una fuerte migraña desencadenada por esta combinación hormonal pautada.

- Como paciente con CUADRO DE ANSIEDAD

  Esta parte es individual, en mi caso, aportaba el informe del psicólogo, indicando su nombre y detallando lo que se exponía en él.

Motivos que la paciente considera relevantes e ineludibles a la hora de pedir una segunda opinión, aun sin obrar en su poder informe clínico actualizado por el momento, ya que la próxima consulta con el Servicio de Ginecología está programada para xxxx, fecha que ha sido imposible adelantar habiéndolo solicitado en repetidas ocasiones sin éxito. (Aquí me estaba refiriendo a un informe del ginecólogo que me llevaba para adjuntarlo a esta solicitud. No lo elimino porque aunque es de este caso concreto te pude dar idea de cómo enlazar el hilo del escrito)

CONCLUSION

Siendo **NOMBRE Y APELLIDOS** una paciente diagnosticada con una **enfermedad crónica y sin cura** como es la **ENDOMETRIOSIS PROFUNDA GRADO IV**, a la que ampara:

- El **Derecho a una Segunda Opinión**, como recoge el <u>Decreto 2/2015 de 15 de Enero.</u>(este decreto es en Cantabria hay que buscar el que corresponda a cada CCAA)

- La **Guía de la Atención a las Mujeres con Endometriosis en el SNS**, publicada por el <u>Ministerio de Sanidad, Servicios Sociales e Igualdad</u> en 2013, en **la que se dice las mujeres con Endometriosis Profunda de Grado IV, que además ya han sido sometidas a una intervención quirúrgica, deben ser derivadas a profesiones que cuenten con equipos multidisciplinares** (página 49).

Por todo ello, ya que el Hospital nombre de tu hospital no cuentan con dicho Equipo Multidisciplinar, la paciente

SOLICITA

Que, a la vista de los hechos expuestos, se debe autorizar la derivación, de la paciente, al centro solicitado, nombre del hospital que quieres ir, para permitir continuar el desarrollo del tratamiento de la enfermedad que padece, aunque el Hospital nombre del hospital al que quieres ir no esté catalogado en la Guía de Atención a las Mujeres con Endometriosis en el SNS como centro de referencia ya que no han sido todavía definidos, este centro cuenta con un equipo multidisciplinar totalmente especializado en el tratamiento de esta enfermedad, Endometriosis.

Y para que así conste a los efectos oportunos firma la presente en localidad a fecha completa.

Firma
La Paciente: nombre completo

Anexos:
Documentos del I al V (por ejemplo, serán los informes que se entregan numerados según el número que se le ha dado en la historia cronológica que se cuenta en el escrito) Páginas 13, 18 y 49 de la Guía de la Atención a las Mujeres con Endometriosis en el SNS

7 BIBLIOGRAFIA

BOE. (11 de 11 de 2006). REAL DECRETO 1302/2006, de 10 de noviembre, por el que se establecen las bases del. Madrid, Madrid, España.

Carmona, Francisco. (16 de junio de 2017). *Dr.Francisco Carmona.* Recuperado el 13 de 11 de 2020, de Dr. Francisco Carmona: https://www.drfcarmona.com/plan-nacional-la-endometriosis/

Cook, D. S., & Cook, D. (2017). *Vivir Con Endometriosis.* Málaga: Sirio.

HUGM. (1 de 1 de 2020). *Hospital Universitario Gregorio Marañon.* Recuperado el 13 de 11 de 2020, de Hospital Universitario Gregorio Marañon: https://www.comunidad.madrid/hospital/gregoriomara non/profesionales/unidades-multidisciplinares

Junta de Andalucia. (9 de 4 de 2018). *Junta de Andalucia.* Recuperado el 13 de 11 de 2020, de Noticias: http://www.juntadeandalucia.es/presidencia/portavoz/salud/131421/designada/unidad/endometriosis/hospit al/regional/malaga/referente/andalucia/oriental

Médica, R. (13 de 11 de 2017). *Redacción Médica.* Recuperado el 13 de 11 de 2020, de Redacción Médica:

https://www.redaccionmedica.com/secciones/sanidad-hoy/estas-son-las-6-comunidades-donde-la-libre-eleccion-sanitaria-es-real-5351

MINISTERIO DE SANIDAD, SERVICIOS SOCIALES E IGUALDAD. (01 de 01 de 2013). *Ministerio de Sanidad*. Recuperado el 13 de noviembre de 2020, de mscbs:
https://www.mscbs.gob.es/organizacion/sns/planCalidadSNS/pdf/equidad/ENDOMETRIOSIS.pdf

Roca, D. (03 de 12 de 2019). *Universidad de Murcia*. Recuperado el 13 de 11 de 2020, de Universidad de Murcia:
https://www.um.es/web/sala-prensa/-/investigadores-umu-e-imib-desarrollan-un-nuevo-metodo-de-obtencion-de-celulas-humanas-de-referencia-para-el-estudio-de-patologias

Sanidad, c. d. (15 de 09 de 2018). *Junta de Castilla y León*. Recuperado el 13 de 11 de 2020, de Juntan de Castilla y León:
https://comunicacion.jcyl.es/web/jcyl/Comunicacion/es/Plantilla100Detalle/1281372051501/ /1284823952094/Comunicacion.

8 CONTENIDO EXTRA: ASOCIACIONES

Toda la información que se pasa a detallar sobre las Asociaciones legalmente constituidas dentro de nuestro territorio ha sido obtenida tanto de los Registros Autonómicos como del Ministerior del Interior de España.

Si bien quiero abrir una llamada de atención al lector respecto a la información que pudiera ser de carácter sensible como el domicilio asociativo. Puesto que en el momento de inscribir en el Registro a la Asociación hay que indicar un domicilio, que irá vinculado a ella en sus Actas de Constitución, etc. Este puede haber sido cambiado si algún centro cívico le hubiera cedido algún espacio, por ejemplo. Por ello, teniendo esto presente esta información ha sido incluida por su carácter público y porque algunas de las Asociaciones existentes carecen de otro canal de comunicación a donde dirigirse o no ha sido hecho público a la redacción de este capítulo.

- **Asociación Querendo Mulleres con endometriose**; Inscrita en **GALICIA** el 15/01/2015 con domicilio: Rúa Cotelma, A Valenza, 13. 4ºE 32890. Barbadás, Ourense. <u>Contacto</u>: mulleresconendometriose@gmail.com <u>Teléfono</u>: 604 08 43 82.

- **Asociación de mujeres enfermas de endometriosis de Euskadi** (ENDOEUSKADI); Inscrita en el **País Vasco** el 01/05/2018 con domicilio: Santa Maria 1,1º 48920-Portugalete. Bizkaia <u>Contancto</u>: endoeuskadi@gmail.com Teléfono: 603 04 74 17

- **Asociacion de mujeres con endometriosis y sus familiares de Burgos** (AMEF), Inscrita en **Burgos** el 01/02/2021 con domicilio: C/ San Francisco, 16. Centro Epona 09003- Burgos. Castilla León. <u>Contacto</u>: amefburgos@gmail.com Teléfono: 622 55 99 06

- **Asociación Endometriosis Navarra** (ASENNA); Inscrita en **Navarra** el 16/12/2022 con domicilio: Calle Ibia 63, 4º A. 31621 - Egüés. Sarriguren (Navarra) <u>Contacto</u>: endonavarra.oficial@gmail.com

- **Asociacion de afectadas de endometriosis de Aragón** (ADAENA); Inscrita en **Zaragoza** el 27/02/2012 con domicilio: Calle Don Juan de Aragón nº2 50001- ZARAGOZA <u>Contacto</u>: info@adaena.es

- **Asociación Endodance Bailamos por la Endometriosis** (EndoDance); Inscrita en **Barcelona** con domicilio: ARBOS, Nº 10, 1 1 08032, Barcelona, Cataluña. <u>Contacto</u>: info@endodance.com

❖ **Asociacion de afectadas de endometriosis de Valencia** (AAEV); Inscrita en **Valencia** el 14/08/2018 con domicilio: c/Pintor Vila Prades, 13 bajo derecha 46008. Valencia. <u>Contacto</u>: <u>aendovalencia@gmail.com</u>

❖ **Asociación de familiares y pacientes afectadas por endometriosis y su problemas derivados de la provincia de Alicante** (EL GRITO DEL SILENCIO); Inscrita en **Alicante** en torno al año 2022 con domicilio: C/ Ciudad de Valencia 27, 3 Drcha 03570 Villajoyosa (Alicante) <u>Contacto</u>: <u>elgritodelsilencio21@gmail.com</u> Teléfono: 639 065 865

❖ **Asociacion de afectadas de endometriosis region de Murcia - Endomas** (ENDO+); Inscrita en **Murcia** en 2019 con domicilio: C/ Santa Lucia 5 5°B 30205 de Cartagena, Murcia. <u>Contacto</u>: <u>endomasrm@gmail.com</u> Teléfono: 670 89 98 89

❖ **Asociación de afectadas de endometriosis crónica** (ADAEC); Inscrita en **Málaga** el 21/02/2018 con domicilio: C/ Pablo Neruda N° 5, 3°-1. 29007 Málaga. <u>Contacto</u>: <u>info@adaec.es</u> Teléfono: 607 53 19 36/607 83 47 92

❖ **Asociación de afectadas por endometriosis en Huelva** (ENDOHUELVA); Inscrita en **Huelva** el 01/04/2019 con domicilio: Calle Nueva 18. 21620-Trigueros (HUELVA) <u>Contacto</u>:

aendohuelva@gmail.com Teléfono: 633 34 76 02

❖ **Asociación de afectadas por endometriosis de Sevilla** (ADAES); Inscrita en **Sevilla** el 06/09/2007 con domicilio: calle Pelayo Correa 13, 2º 11. 41010-Sevilla. (Andalucia) Contacto:

❖ **Asociación Endometriosis Andalucía** (ENDOLUCÍA); Inscrita en **Sevilla** el 21/12/2022 con domicilio: Calle Santa Ana Nº2 puerta 10. 41980 - Algaba (La) (SEVILLA) Contacto: endometriosisandaluciaasoc@gmail.com

❖ Asociación ENDOREAL; Inscrita en **Ciudad Real Contacto**: asociacion.endoreal@gmail.com Teléfono: 635 97 95 29

❖ **Asociación de endometriosis de Madrid** (ENDOMADRID); Inscrita en **Madrid** el 2016 con domicilio: calle Lago Constanza, 2 escalera derecha, 1º izquierda 28017 Madrid Contacto: endomad@gmail.com

❖ **Asociación Moviendo Spain**; Inscrita en **Madrid** el 22/09/2021 con domicilio: URB. Nuevo Versalles 14, 7º A. 28095 Fuenlabrada. Madrid. Contacto: moviendospain@moviendospain.com

❖ **Asociación de afectadas de endometriosis cibernética** –ADAEC; Inscrita en **Santa Cruz de Tenerife** con domicilio: C/ Católicos, 33-5 H. 38005 -

Santa cruz de Tenerife. Tenerife. <u>Contacto</u>: info@adaec.es

❖ **Asociacion de afectadas endometriosis de Canarias** (ADAECA); Inscrita en **Las Palmas** el 29/03/2010 con domicilio: C/ Eduardo Benitez González, 20 - 1°dcha. 35011 - LAS PALMAS GRAN CANARIA. <u>Contacto</u>:

❖ **Asociación de afectados por endometriosis, fibromialgia y fatiga crónica en Canarias** (ADAEFC); Inscritas en **Santa Cruz de Tenerife** el 23/10/2010 con domicilio: C/ Amigos del arte 3-1°. 38500 - GÜIMAR. TENERIFE. Santa Cruz de Tenerife. <u>Contacto</u>: gestionafiten@gmail.com Teléfono: 677 08 38 13

Estas diecinueve asociaciones están activas en la actualidad en España o lo estaban en el momento de la redacción de la actualización de esta Guía. Pero, debemos ser conscientes que por fortuna la Endometriosis año a año va ganando protagonismo dentro de nuestra sociedad y van surgiendo nuevos movimientos o agrupaciones en pro de las afectadas de ésta enfermedad.

Si quieres estar al día e informada de todas las novedades y avances te invito a seguirme tanto en mi blog (www.endovikinga.com) como en las <u>redes sociales</u> **@endovikinga**

9 CARTA DE DERECHOS Y DEBERES DE LOS CIUDADANOS EN EL SISTEMA AUTONOMICO DE SALUD DE…

Estoy segura que has escuchado mil veces que las CCAA autogestionan la Sanidad. Pues bien, dentro de esa gestión la Ley nos ampara como ciudadanas que estamos dentro del Sistema.

Aquí te dejo una relación de enlaces por Comunidades para que localices rápidamente los Derechos y Deberes que te corresponden.

- ➢ **Galicia:** https://www.sergas.es/Asistencia-sanitaria/Documents/492/lei%20de%20saude.pdf

- ➢ **Principado de Asturias:**
  https://www.astursalud.es/categorias/-/categorias/ciudadania/01000derechos-y-cartera-de-servicios/02000derechos-y-deberes

- ➢ **Cantabria:**https://www.scsalud.es/documents/2162705/2162997/carta_derechos_deberes.pdf

➢ **Pais Vasco:**
https://www.euskadi.eus/contenidos/informacion/de
rechos_deberes_presentacion/es_def/adjuntos/texto_
consolidado_decreto_derechos_y_deberes.pdf

➢ **Comunidad Foral de Navarra:**
https://www.lexnavarra.navarra.es/detalle.asp?r=9302

➢ **La Rioja:**
https://www.riojasalud.es/files/content/institucion/l
ey-salud-rioja.pdf

➢ **Castilla y León:**
https://www.saludcastillayleon.es/es/derechos-
deberes/carta-derechos-deberes.ficheros/225-
Mis_derechos_y_deberes_como_paciente.pdf

➢ **Aragón:**
https://www.saludinforma.es/portalsi/documents/10
179/376860/Carta_Derechos_Deberes_Aragon_2014
/d40a21bc-d42b-463b-8ae3-
a2f84b9f4bdd;jsessionid=rtAJkUfJ+whUlCUXylTAIs
ab.mov-saludinforma-02?version=1.4

➢ **Cataluña:**
https://catsalut.gencat.cat/web/.content/minisite/cat
salut/ciutadania/drets-deures/carta-drets-deures.pdf

➢ **Comunidad Valenciana:**
http://www.lafe.san.gva.es/carta-derechos-y-deberes

- **Castilla la Mancha:**
  https://sanidad.castillalamancha.es/profesionales/nor
  mativa/Estatal/Derechos%20y%20Obligaciones%20d
  e%20los%20Pacientes

- **<u>Castilla la Mancha – modelo Europeo</u>:**
  https://sanidad.castillalamancha.es/sites/sescam.castil
  lalamancha.es/files/documentos/pdf/20130911/euro
  pean_charter_of_pacients_rights.pdf

- **Madrid:**
  https://www.comunidad.madrid/hospital/getafe/file/
  2603/download?token=9o-4A6Dd

- **Extremadura:**
  https://saludextremadura.ses.es/filescms/defensoraus
  uarios/uploaded_files/CustomContentResources/der
  echos_y_deberes_de_los_ciudadanos_respecto_al_sist
  ema_sanitario%20%281%29.doc

- **Andalucia:**
  https://www.juntadeandalucia.es/organismos/saludyc
  onsumo/areas/sistema-sanitario/derechos-
  garantias/paginas/carta-derechos-deberes-salud.html

- **Región de Murcia:**
  https://www.carm.es/web/pagina?IDCONTENIDO
  =53605&IDTIPO=11&RASTRO=c672$m26661

➢ **Ceuta**: http://www.areasanitariaceuta.es/derechos-y-deberes/

➢ **Melilla:**
http://www.areasaludmelilla.es/asm/index.php

➢ **Islas Baleares**: https://www.ibsalut.es/es/info-ciudadania/atencion-al-usuario/derechos-y-deberes

➢ **Islas Canarias:**
https://www3.gobiernodecanarias.org/sanidad/scs/contenidoGenerico.jsp?idDocument=c5b3a563-a46f-11e8-af35-5dcd8ffbc15a&idCarpeta=7db198c4-ab2a-11dd-970d-d73a0633ac17

Lo sé, estos enlaces son *eternos* para copiarlos a mano por eso, si escribes en tu buscador habitual de internet, esto:

Carta derecho al paciente sns + el nombre de tu CCAA

La magia del ciber estpacio te llevará a la Carta de Derechos y Deberes.

Recuerda puede que el primer enlace que arroje la búsqueda no sea el que más se ajusta al documento que estás interesado en leer pero, será uno de los tres primeros.

ACERCA DEL AUTOR

Me bautizaron con el nombre de **Marta** en 1982 pero, en 2014 éste apelativo pasaría a un segundo plano.

Desde el 31 de noviembre, en ese preciso momento me convertiría en **Endovikinga**, eso sí gracias a una enfermedad crónica, incapacitante y sin cura que afecta a 1 de cada 10 mujeres en edad fértil, en todo el mundo.

La *joya* que me rebautizó es la cuasi desconocida **Endometrioisis**.

"La fuerza de una Endovikinga es Infinita"

La verdad es que, si lo analizo fríamente siempre he tenido alma de **Vikinga**. Así que la fusión entre la guerrera y la enfermedad era, es perfecta.

En mi camino he conocido a muchas **guerreras** que, como yo luchamos a **sangre y fuego** por tener una **VIDA**, así en mayúsculas; pues muchas veces el dolor crónico, la incomprensión médica, el vacío social y *la alineación de los astros con ascendencia de Tauro* hacen que seamos unos *zombies tiñosos* que nadie quiere cerca.

Por eso, transformé mi **blog** en un espacio seguro en el que compartir mi experiencia en esta lucha encarnizada contra la **Endometriosis Profunda** en la que hablo sin pudor, tapujos, ni medias tintas.

Así me convertí, casi sin darme cuenta, en una activista de una enfermedad que necesita visibilización pues, **la Endometriosis sigue siendo invisible** y originando a las afectadas la vulneración de derechos médicos y sociales, dejándonos en situación de desamparo muchas veces.

Por ello, he invertido mi tiempo y depositado esfuerzo en la elaboración de esta GUIA sobre **las Unidades de Endometriosis** dentro de nuestro Sistema Nacional Sanitario, pues la información sigue siendo la mejor *arma* para hacer valer nuestros derechos frente a la Administración Pública.

Deseo te sea útil.

Gracias por sumarte a la lucha

www.ingramcontent.com/pod-product-compliance
Lightning Source LLC
Chambersburg PA
CBHW061738250726
48657CB00002B/992